SMOOTHIES REZEPTBUCH

Einfach Lecker Energie Tanken Und Gesund Durch Den Tag

(Leckere, Nährstoffreiche Smoothies Für Einfaches Abnehmen)

Torsten Pabst

Herausgegeben von Alex Howard

© **Torsten Pabst**

All Rights Reserved

Smoothies Rezeptbuch: Einfach Lecker Energie Tanken Und Gesund Durch Den Tag (Leckere, Nährstoffreiche Smoothies Für Einfaches Abnehmen)

ISBN 978-1-990334-90-0

☐ Copyright 2021 - Alle Rechte vorbehalten.

Dieses Dokument zielt darauf ab, genaue und zuverlässige Informationen zu dem behandelten Thema und Themen bereitzustellen. Die Publikation wird mit dem Gedanken verkauft, dass der Verlag keine buchhalterischen, behördlich zugelassenen oder anderweitig qualifizierten Dienstleistungen erbringen muss. Wenn rechtliche oder berufliche Beratung erforderlich ist, sollte eine in diesem Beruf praktizierte Person bestellt werden.
- Aus einer Grundsatzerklärung, die von einem Ausschuss der American Bar Association und einem Ausschuss der Verlage und Verbände gleichermaßen angenommen und gebilligt wurde.
Es ist in keiner Weise legal, Teile dieses Dokuments in elektronischer Form oder in gedruckter Form zu reproduzieren, zu vervielfältigen oder zu übertragen. Das Aufzeichnen dieser Veröffentlichung ist strengstens untersagt und jegliche Speicherung dieses Dokuments ist nur mit schriftlicher Genehmigung des Herausgebers gestattet. Alle Rechte vorbehalten.
Die hierin bereitgestellten Informationen sind wahrheitsgemäß und konsistent, da jede Haftung in Bezug auf Unachtsamkeit oder auf andere Weise durch die Verwendung oder den Missbrauch von Richtlinien, Prozessen oder Anweisungen, die darin enthalten sind, in der alleinigen und vollständigen Verantwortung des Lesers des Empfängers liegt. In keinem Fall wird dem Verlag eine rechtliche Verantwortung oder Schuld für

etwaige Reparaturen, Schäden oder Verluste auf Grund der hierin enthaltenen Informationen direkt oder indirekt angelastet.

Der Autor besitzt alle Urheberrechte, die nicht beim Verlag liegen.

Die hierin enthaltenen Informationen werden ausschließlich zu Informationszwecken angeboten und sind daher universell. Die Darstellung der Informationen erfolgt ohne Vertrag oder Gewährleistung jeglicher Art.

Die verwendeten Markenzeichen sind ohne Zustimmung und die Veröffentlichung der Marke ist ohne Erlaubnis oder Unterstützung durch den Markeninhaber. Alle Warenzeichen und Marken in diesem Buch dienen nur zu Erläuterungszwecken und gehören den Eigentümern selbst und sind nicht mit diesem Dokument verbunden.

INHALTSVERZEICHNIS

KAPITEL 1: FAKTEN RUND UM DEN SMOOTHIE 1

KAPITEL 2: WOHLTUENDE SUPERNAHRUNGSMITTEL 7

SMOOTHIE MIT BASILIKUM UND CHIASAMEN 12
„BLAUBEER- SMOOTHIE" 13
GRÜNER PFEFFERMINZSCHOKOLADENKEKS SMOOTHIE 14
SÜßER SMOOTHIE 15
FRUCHT-SMOOTHIE 16
APFEL-TRAUBEN-SMOOTHIE 17
FRUCHTIGE-SMOOTHIE-BOWL 18
DER SCHOKO BEEREN KAKAO SMOOTHIE 19
TROPICAL GREEN: 20
PAPAYA-ORTALINEN SMOOTHIE 21
KAFFEE SMOOTHIE 22
BIRNEN-SMOOTHIE 23
„HEALTHY SUMMER" 24
„INGWER-VITAMINSCHOCK-SMOOTHIE" 25
ANANAS-KOHL SMOOTHIE 26
MELONE-BANANEN-SMOOTHIE 27
ANANAS-HIMBEERE SMOOTHIE 28
ROTE BEETE SMOOTHIE 29
GRÜNER-SMOOTHIE MIT KIWI, APFEL UND SPINAT 30
ERDBEER SMOOTHIE 31
ROTE SMOOTHIES 32
PFIRSICH SMOOTHIE 33
PFLAUMEN-SMOOTHIE 35
ROTER JOHAN 36
„BLUTROT" 37
SÜßER ROMANISCHER SALAT SMOOTHIE 38
GRÜNER SPINAT-SMOOTHIE 39
SALAT-ROTE BETE-SMOOTHIE 40
EICHBLATTSALAT-SMOOTHIE 41
NEKTARINEN-WEINTRAUBEN-SMOOTHIE 42

Mix it up:	43
SOJA-FRUCHT SMOOTHIE	44
Beeren-Mango-Smoothie	45
Deutscher Hochsommer	46
Gute-Laune-Spender	47
„Erdbeer- Mango- Bananen- Smoothie"	49
Grüner Plaumen-Preiselbeer Smoothie	50
Karotte-Fenchel-Grapefruit-Smoothie	51
Grüner Spinat-Smoothie	52
Schwarzkohl Smoothie	53
Früchte-Hafer-Smoothie	54
Für Deko:	55
Tropical:	56
KURKUMA-MANGO SMOOTHIE	57
Pinker-Smoothie	58
Orangjuta	59
„Erdbeer- Wassermelonen- Smoothie"	60
Grüner Ingwer-Orangen Smoothie	61
Mandarinen-Spinat-Smoothie	62
Gurken-Zucchini-Johannisbeeren-Smoothie	63
Grüner Hanfprotein Smoothie	64
Mango-Kiwi-Ingwer-Smoothie	65
Gentleman:	66
GRÜNER GRAPEFRUIT SMOOTHIE	67
Der klassische Grüne Smoothie 2.0	68
Green Pepper	69
„Mandel- Avocado- Smoothie"	70
Grünkohl Piña-Covado	71
Granatapfel-Orangen-Smoothie	72
Spinat-Kohlrabi-Apfel-Smoothie	73
Pinja Coco	74
GURKE-AVOCADO SMOOTHIE	75
Vitamin C - Smoothie	76
„Süßer Genuss"	77
Grüner Karotten-Apfel-Ingwer Smoothie	78
Grüner Smoothie Variante 2	79

HEIDELBEER SHAKE 2	80
FRESH & FIT	81
ERDBEEREN - PFIRSICH SMOOTHIE	83
SPINAT OBST SMOOTHIE	84
ERDBEER-APRIKOSEN-SMOOTHIE	85
ORANGEN – HIMBEERE – SMOOTHIE	86
AUF DIE SCHNELLE!	87
SMOOTHIE MIT BEEREN UND JOGHURT	88
SAMEN SMOOTHIE	89
AVOCADO-BANANEN GRÜNKOHL SMOOTHIE	90
PREISELBEEREN GRÜNKOHL ABKÜHLUNG	91
JUST SMILE	92
GURKENSMOOTHIE	94
APRIKOSEN-FRÜHSTÜCKS-SMOOTHIE	95
E-B-A-SMOOTHIE	96
DER DEUTSCHE	97
2-SCHICHTEN - SMOOTHIE	99
GRÜNZEUG PAKET	100
GRÜNER DIAMANT SMOOTHIE	101
BEEREN SMOOTHIE	102
KEEP CALM	103
CHINAKOHL - BIRNE SMOOTHIE	105
GEMÜSE OBST BOMBE	106
MOCCAFRÜHSTÜCKS-SMOOTHIE	107
BANANEN – APFEL - SMOOTHIE	108
AGAVEN-GURKEN-SMOOTHIE	109
BIRNEN – SELLERIE – SPINAT - GURKEN - SMOOTHIE	111
BANANEN BROT SMOOTHIE	112
LECKERER FRUCHT-MIX	113
GRÜNER KIRSCH-APFEL-BEETE SMOOTHIE	114
BIRNEN SMOOTHIE	115
SONNE IM GLAS	116
SMOOTHIE MIT KOKOSWASSER	118
ORANGEN-, DATTEL- UND ORANGENBLÜTEN-WASSER-SMOOTHIE	119
WEINTRAUBEN – NEKTARINEN -SMOOTHIE	120
BROMBEER SMOOTHIE	121

Birnen - Apfel – Rosinen – Marzipan – Smoothie mit Mandelmilch	122
Gurken Kiwi Smoothie	123
Herbst Mandarinen Mandel Smoothie	124
Kiwi & Spinaten Smoothie	125
Ananas Smoothie	126
Erkältungsmittel	127
Bananen – Matcha - Smoothie	128
Wassermelonen Pfirsich Erdbeer Smoothie	129
Bananen Brot Smoothie	130
Bananen-Mandel Smoothie	131
Mango Buttermilch Smoothie	132
Reinsaft	133
Heidelbeer-Smoothie	134
Herbst Mandarinen Mandel Smoothie	135
Petersilie Mango Smoothie	136
Detox Apfel Smoothie	137
Zitrussegen	138
Zitronen-Apfel-Smoothie	139
Pflaumen Apfel Zimt Smoothie	140
Feldsalat Zucchini Smoothie	141
Erdbeer- und Nektarinenbrause	143
Erdbeer-Bananen-Smoothie mit Joghurt und Haferflocken	144
Grünkohl Bananen Birnen Smoothie	145
Trauben Smoothie	146
Rote Beete Apfel Smoothie	147
Schoko- und Orangen-Milchshake	148
Kürbis Kaki Smoothie	149
Pflaumen Apfel Zimt Smoothie	150
Himbeeren Kokos Shake	151
Mocca Frosty	152
Lebkuchen Smoothie Traum	153
Mango-, Mandarinen- und Kokos-Smoothie	154

Kapitel 1: Fakten rund um den Smoothie

Obst und Gemüse sind gesund und gehören in die alltägliche Ernährung. Das ist kein Geheimnis. Doch nicht immer ist es leicht, die empfohlenen Mengen an frischem Obst und gesundem Gemüse an jedem Tag zu essen. Es muss meistens geschnitten werden, gekaut und das Volumen der Obst- und Gemüsestücke ist bei vielen Sorten nicht gering und führt damit zu einem schnelleren Sättigungsgefühl. Da ist es gut, dass irgendwann jemand auf die Idee gekommen ist und verschiedenste Zutaten miteinander vermixt hat. Es entsteht ein Brei, der lecker und dazu noch gesund ist.

Viel schneller sind die Mikronährstoffe damit im Magen, denn ein Smoothie trinkt sich wesentlich schneller, als sich ein Berg Obst oder Gemüse essen lässt. Der Vorteil zum Saft ist, dass das Fruchtfleisch und somit alle Nährstoffe enthalten bleiben und nicht rausgefiltert werden. Die cremige Konsistenz ist angenehm und lecker zugleich.

Natürlich könnte man pro Smoothie auch nur eine Sorte Obst oder Gemüse verwenden. Aber das tolle ist ja gerade, dass so viele unterschiedliche Zutaten kombiniert werden können und so ganz besonders leckere Geschmacksrichtungen entstehen. Die verschiedensten Aromen verbinden sich miteinander und kreieren somit ein außergewöhnliches

Geschmackserlebnis, welches gleichzeitig auch noch gesund ist. Auch mit der Konsistent lässt sich wunderbar spielen. Angenommen, der Smoothie besteht zu größten Teilen aus Orangen, Apfel und Mango. Dann wird er recht flüssig. Wird aber noch eine Avocado hinzugegeben oder etwas Kokosmilch, erreicht der Smoothie eine ganz andere Sämigkeit und wird außergewöhnlich cremig. Für den ein oder anderen mag es jetzt etwas seltsam klingen, dass eine Avocado in Verbindung mit verschiedenen Obstsorten vermengt wird, aber das ist gerade das Tolle an Smoothies. Diese Zutaten würde man so nicht unbedingt kombinieren, aber im Smoothie ergeben sie ein Zusammenspiel, was man auf seinem Speiseplan nicht mehr missen möchte. Für wen die Avocado jedoch gar nichts ist, der kann sich auch an den Bananen bedienen, denn mit diesen erreicht man eine ähnlich angenehme Sämigkeit.

Wenn man sich die Zutatenlisten der unterschiedlichsten Säfte anschaut, wird man immer wieder auf Zucker stoßen, welcher zusätzlich hineingegeben wird. Bei Smoothies wird das überflüssig, denn die reifen Früchte geben eine herrliche Fruchtsüße ab. Für Leckermäuler, die es besonders süß mögen, ist es vielleicht dennoch ratsam, etwas Stevia oder Xylit hinzuzugeben. Beides sind wesentlich gesündere Zuckerarten, als herkömmlicher Industriezucker. Xylit, auch Birkenzucker genannt, ist sogar gut für die Zähne und hilft, eine gesunde Zahn

Flora zu erhalten. Karies wird dann umso weniger Lust haben, sich in diese Zähne hinein zu fressen.

Auch wenn Smoothies in erster Linie eine Bereicherung für den Alltag und vor allem für die eigene Gesundheit sind, steht natürlich der Geschmack an erster Stelle. Denn wie soll eine gesunde Ernährung funktionieren, wenn es nicht schmeckt? Smoothies können ganz individuell auf den eigenen Geschmack ausgerichtet werden. Wer keinen Sellerie mag, lässt ihn eben weg. Wer Äpfel nicht ausstehen kann, nimmt eben Birnen.

Ein weiterer Fakt rund um den Smoothie ist der Nährstoffgehalt. Bei Säften ist das Problem, dass sie oftmals haltbar gemacht werden. Das bedeutet, sie werden erhitzt und dabei werden allerhand Nährstoffe zerstört, die nicht hitzebeständig sind. Bei Smoothies ist das nicht der Fall, sofern sie selbst hergestellt werden. Sind sie einmal gemixt, sollte mit dem Verzehr auch nicht zu lange gewartet werden, denn viele Nährstoffe verlieren mit der Zeit ihre Wirkung und vertragen teilweise auch kein Sonnenlicht.

Die meisten Menschen scheuen sich lange vor den grünen Smoothies, weil sie naja eben grün sind. Das wird schnell mit einem herzhaften Geschmack in Verbindung gebracht und das als Getränk ist nicht für jeden die beste Vorstellung. Aber es sei jedem Skeptiker geraten, sich an die grünen Wunder heran zu trauen, denn sie schmecken viel süßer als sie aussehen. Oft reicht schon eine Handvoll Spinat oder ein kleiner Haufen Feldsalat und der Smoothie strotzt nur so vor Nährstoffen. Da diese geringen Mengen Grün mit

allerlei süßen Früchten gemixt werden, schmeckt man am Ende kaum noch den Spinat oder Salat heraus. Ein Vorteil ist das besonders für diejenigen, die beispielsweise keinen Spinat mögen und trotzdem nicht auf diese Nährstoffquelle verzichten möchten.
Vorsicht sei auch bei den Smoothies im Kühlregal geboten. Lecker sehen sie aus, mit lustigen Sprüchen locken sie die Käufer an. Doch oft sind das versteckte Zuckerbomben, die sich kaum von einer Flasche Cola unterscheiden. Denn auch Fruchtzucker kann industriell hergestellt werden und dieser unterscheidet sich deutlich vom natürlichen Fruchtzucker. Das ist vor allem für Diabetiker ein wichtiges Thema, Stichwort Insulinausschüttung. Je mehr Zucker gegessen wird, desto mehr Insulin wird ausgeschüttet. Vor allem industriell hergestellte Fructose lässt den Blutzuckerspiegel deutlich ansteigen und begünstigt die Ausschüttung zusätzlich. Natürliche Fructose dagegen führt kaum dazu, sofern das Obst in gesunden Mengen verzehrt wird. Wer also als Diabetiker mehr Smoothies in seine alltägliche Ernährung einbauen möchte, sollte vorher dringend mit seinem Arzt besprechen, welche Früchte weniger dafür geeignet sind. Denn auch Obst kann in rauen Mengen gefährlich werden, auch wenn es noch so gesund ist.
Unterschätzt werden sollte außerdem auch nicht die Kalorienanzahl von Früchten. Sie sind zwar gesund, haben es teilweise trotzdem in sich. Vor allem Rosinen, Datteln, Avocados und Bananen sollten nicht in großen Mengen im Smoothie Platz finden. Angenommen, es

werden 100 Gramm Bananen, 50 Gramm Avocado und nochmal 50 Gramm Datteln miteinander vermixt, hat der Smoothie schnell einen Kaloriengehalt von fast 350 Kalorien. Als gesunde Frühstücksmahlzeit ist die Menge absolut in Ordnung, aber als ständiger Snack zwischendurch kann es schnell kritisch werden, wenn es beim Abnehmen helfen soll. Besser sind da Früchte, wie Sternfrucht, Erdbeeren, Pampelmuse oder auch Heidelbeeren. Letztere gilt als regionales Superfood und sollte eigentlich in keinem Smoothie fehlen.

Smoothies als perfekte Ergänzung zu einem gesunden Lifestyle

Die Lieblingshose passt nicht mehr so richtig, man ist jeden Morgen müde und unleidlich, obwohl man lange genug geschlafen hat und auch die Haut macht Probleme, obwohl die Pubertät längst vorbei ist. Gesundheit in seinen Alltag zu integrieren, ist unglaublich wichtig für das allgemeine Wohlbefinden, doch nicht immer leicht. Die Arbeit raubt viel Zeit und oft fehlt abends einfach die Lust, sich noch in die Küche zu stellen und gesunde Mahlzeiten für die nächsten Tage vorzukochen.

Berge von Gemüse lassen sich aber auch nicht so einfach essen und deshalb sind Smoothies die ideale Möglichkeit, genügend Nährstoffe am Tag zu sich zu nehmen ohne viel Arbeit zu haben. Denn eigentlich ist es damit getan, die Zutaten grob zu zerschneiden, vielleicht noch zu entkernen und dann in den Mixer zu packen und auf den Knopf zu drücken.

Es müssen keine aufwendigen Salate zubereitet werden oder Berge von Obst geschält werden. Und getrunken ist der Smoothie auch viel schneller als ein riesiger Teller Obst gegessen ist.

Das sind die Gründe, warum ein Smoothie die perfekte Ergänzung zu einem gesunden Lebensstil ist. Es gibt kaum eine andere Möglichkeit, so schnell und unkompliziert die wichtigsten Nährstoffe aufzunehmen.

Die Haut wird es danken, der Darm wird sich freuen und auch die neugewonnene Energie wird sich um Nu bemerkbar machen. Das morgendliche Aufstehen fällt leichter – vor allem, weil man sich schon auf den neuen Smoothie freut – und nach der Arbeit bleibt noch Lust und Laune für ein Hobby oder soziale Kontakte. Es lässt sich also sogar sagen, dass der Smoothie erheblich zur Work-Life-Balance beiträgt und das Leben einfach noch schöner macht.

Kapitel 2: Wohltuende Supernahrungsmittel

In der Welt der Gewichtsabnahme und Diäten gibt es bestimmte Lebensmittel, die sich immer auf deiner Einkaufsliste befinden sollten. Diese werden Supernahrungsmittel genannt. Supernahrungsmittel regen nicht nur die Gewichtsabnahme an, sondern versorgen den Körper auch mit den Nährstoffen, die er benötigt.

Supernahrungsmittel werden so genannt, weil sie den Körper mit mehr Nährstoffen, Vitaminen und Mineralstoffen versorgen als jedes andere Lebensmittel. Sie sind gesünder als jedes andere Lebensmittel und sorgen für einen gesunden Körper. Dies sind einige Beispiele für Supernahrungsmittel:

1. Haferflocken – Haferflocken sorgen für mehr Nährstoffe in der Ernährung eines Menschen. Wie du weißt, sorgen Ballaststoffe dafür, dass du dich länger satt fühlst, also hilft es dir möglicherweise Gewicht zu verlieren, wenn du sie zu deinem Smoothie hinzufügst. Die Ballaststoffe in Haferflocken helfen auch dabei das Essen gut zu verdauen und machen es für dich einfach regelmäßig auf die Toilette zu gehen.

2. Thunfisch – ist reich an Omega-3 Fettsäuren und ist ein Lebensmittel mit wenigen Kalorien, das viel Protein enthält. Er ist beliebt bei Bodybuildern, die viel Protein zu sich nehmen möchten, aber nicht mehr Kalorien essen möchten.

3.Ganze Eier – früher hatte man aufgrund des hohen Cholesteringehalts Angst vor Eiern. Es hat sich herausgestellt, dass die Menschen einfach falsch informiert waren und es problemlos möglich ist täglich Eier zu essen. Sie haben einen hohen Proteingehalt, wodurch du dich länger satt fühlen kannst. Dies hilft dir den Hunger, in einer strikten Diät, mit weniger Kalorien in Schach zu halten.

4.Grünes Blattgemüse – eine gesunde und ausgewogene Ernährung ist nie vollständig ohne eine große Portion an grünem Blattgemüse. Dieses Lebensmittel versorgt dich mit Ballaststoffen, Mineralstoffen und anderen Nährstoffen, die dir möglicherweise helfen Gewicht zu verlieren. Sie machen dich satter als die meisten zuckerhaltigen Lebensmittel, also wird das Hungergefühl nicht so schnell zurückkehren. Grünkohl und Spinat sind ein großartiges Beispiel für grünes Blattgemüse, das du in deinen Ernährungsplan aufnehmen solltest. Diese zwei Gemüsesorten werden auch häufig in vielen gesunden Smoothie-Mischungen verwendet.

5.Mageres Fleisch – mageres Fleisch enthält mehr Protein und weniger Fett. Zum mageren Fleisch zählen mageres Rind- und Hühnerfleisch. Mageres Fleisch hat weniger Kalorien und weniger Cholesterin als Fleisch mit höherem Fettgehalt.

6.Tomaten – Tomaten enthalten Lycopin, ein Stoff der nicht in vielen Lebensmitteln steckt. Lycopin ist ein bekanntes Antioxidationsmittel das beim Kampf gegen bestimmte Krebsarten helfen kann. Viele Studien deuten an, dass die hohe Dosis an Lycopin, die man in Tomaten findet, den Cholesterinwert senken kann und dabei helfen kann, bestimmten Krebsarten vorzubeugen. Tomaten enthalten auch viel Vitamin C, Kalium und Ballaststoffe.

7.Bohnen – Bohnen enthalten Ballaststoffe, Protein und Mineralstoffe, ohne den zusätzlichen Fettgehalt. Du kannst durch sie Antioxidantien und Eisen aufnehmen, welche deine Energie für mehr Leistung im Alltag erhöhen. Burritos und Eintöpfe sind zwei sehr gute Beispiele für Bohnengerichte, die du probieren kannst.

8.Knoblauch – ist bekannt dafür Vampire abzuwehren und eine großartige Quelle an Nährstoffen, die dabei helfen können den Blutdruck und die Cholesterinwerte zu senken. Es ist gut Knoblauch im Haus zu haben, auch wenn es keine sehr gut schmeckende Zutat für Smoothies ist. Füge es zu deinen Gerichten hinzu, um mehr Supernahrungsmittel zu dir zu nehmen.

9.Kohlgemüse – ein Beispiel für diese Gemüsesorte ist Brokkoli. Kohlgemüse enthält, Phytonährstoffe die dabei helfen können das Wachstum von bestimmten Tumoren zu unterdrücken. Durch dieses Gemüse wird auch dein Risiko verringert an Krebs zu erkranken. Lebensmittel in dieser Kategorie sind auch reich an Vitamin C und Fohlsäure, welche dein Immunsystem stärken.

10.Äpfel – es ist etwas Wahres dran am Sprichwort: „Ein Apfel am Tag hält den Arzt fern." Diese süß schmeckenden Früchte enthalten viele Antioxidantien, die im Kampf gegen Krebs helfen. Sie sind auch eine großartige Alternative zu Kaffee und können dir dabei helfen während der Nachtmittagsmüdigkeit wacher zu werden.

11. Avocado – diese Zutat für Guacamole ist reich an Vitamin E und gesundem Fett, das dich länger satt hält. Avocados schmecken auch großartig in Smoothies.

12. Oliven – versorgen dich mit gesunden Fetten für dein Herz, somit kannst du also dein Lieblingsessen, ohne all die Fette, die deine Arterien verstopfen, kochen. Sie schmecken großartig zu Nudelgerichten und auch zusammen mit Salatdressings.

13. Brauner Reis – enthält sehr viele Ballaststoffe, die für eine bessere Verdauung sorgen. Er hilft dir auch das Sättigungsgefühl zu stärken und somit isst du nicht so viel. Er ist einer der besten Quellen an Magnesium.

14. Austern – Austern enthalten Selen und Zink. Zink hilft dein Immunsystem zu stärken und schützt dich davor krank zu werden.

15. Beeren – Früchte wie Himbeeren und Brombeeren sind reich an sekundären Pflanzenstoffen, die möglicherweise das Wachstum von bestimmten Krebsarten verringern. Früchte sind natürlich süß, also musst du keinen zusätzlichen Zucker zu Fruchtsmoothies hinzufügen. Früchte enthalten auch viele Ballaststoffe, besonders wenn du sie nicht vor dem mixen schälst.

Das sind nur ein paar der Supernahrungsmittel, die du zuhause haben solltest. Es gibt so viel mehr Lebensmittel, die man als Supernahrungsmittel betrachtet. Lerne mehr über diese Lebensmittel und versuche sie in deinen Ernährungsplan aufzunehmen. Im nächsten Kapitel werden wir mehr über die besten Rezepte für diese Supernahrungsmittel und andere Arten von Lebensmitteln lernen.

Smoothie mit Basilikum und Chiasamen

Zutaten für 1 Glas:

1 EL Chiasamen
120ml Milch
3 EL Joghurt
½ Banane
1 Limette
1 Handvoll Basilikum
Zubereitungszeit:
5 Minuten
Und so geht's:

Schritt 1:

Die Chiasamen für etwa 20 Minuten in ca. 4 EL Wasser quellen lassen.

Schritt 2:

Alle Zutaten, inklusive des Chia-Gels in einen Mixer cremig pürieren.

Schritt 3:
Mit einem Basilikumblatt garnieren und gleich verzehren.

„Blaubeer- Smoothie"

Zutaten:
- 1/8 Avocado
- 200g Blaubeeren (frisch oder tiefgefroren)
- Zitronen-/ Limettensaft (1/2 Zitrone)
- 200 ml Kokoswasser
- Eiswürfel

Zubereitung:
Die Blaubeeren waschen und die Avocado schälen. Anschließend den Kern der Avocado entfernen. Die Zutaten in einen Mixer geben und das Kokoswasser beimischen. Dann das Ganze mit dem Zitronen-/ Limettensaft verfeinern und alles gut pürieren.
Nun nur mehr Eiswürfeln ins Glas geben. Fertig!

Grüner Pfefferminzschokoladenkeks Smoothie

Zutaten
2 angehäufte Becher Bio-Spinat
Ein Becher ungesüßte Mandelmilch
Ein Becher gefiltertes Wasser
1/2 Avocado
Ein Löffel Schokoladenproteinpuder ihrer Wahl
1/4 Becher frische Minze oder ein Minze Extrakt Drop ihrer Wahl.
Ein Löffel dunkle Schokoladenkekse.
Honigkraut
Eis (Optional)

Zubereitung
In einen Mixer alles zusammen mixen, bis die gewünschte Konsistenz erreicht ist.

Süßer Smoothie

Zutaten

1 reife Banane, geschält
2 Äpfel, entkernt
2 Handvoll Blattspinat
Grün von 4 Möhren
½ Liter stilles Wasser

Zubereitung

Alle Zutaten in den Smoothie-Mixer geben und gut mixen.

Frucht-Smoothie

Zutaten

1 Becher Brombeeren
1 Becher Himbeeren
4 reife Aprikosen ohne Kerne
2 Bananen, geschält

Zubereitung

Alle Zutaten in den Smoothie-Mixer geben, nach Belieben mit Wasser auffüllen und gut mixen.

Apfel-Trauben-Smoothie

1 Apfel
1 Tasse Weintrauben
0,5 Gurke
Ein Viertel Kopf Eisbergsalat
10 Blätter Minze
Wasser

Zubereitung:
Alles in den Mixer und für eine Minute gut mixen.
Bei diesem Rezept verleiht vor allem die Minze dem Smoothie einen angenehm frischen Geschmack und der Apfel sorgt für die ordentliche Portion Nährstoffe.

Fruchtige-Smoothie-Bowl

Zubereitungszeit: ca. 10 Minuten - 4 Portionen

Zutaten:
- 240 g Beeren
- 800 g Naturjoghurt
- 280 ml Mandelmilch
- 20 EL Haferflocken
- 4   Mangos
- 4 Handvoll Haselnüsse deiner Wahl
- 4 Handvoll Erdbeeren

Zubereitung:

1. Waschen Sie die Mangos und Erdbeeren
2. Die Mangos schälen und klein schneiden und dabei ein wenig Mango zur Seite lassen.
3. Mango, Beeren, Naturjoghurt, Mandelmilch, Haferflocken sowie 2 Handvolle Erdbeeren in einen Mixer geben und auf höchster Stufe ca. 1 Minute gut durch mixen, bis eine cremige Konsistenz entsteht und es in einer Schüssel füllen.
4. Mit Mango, Erdbeeren und Nüssen garnieren, Servieren und Genießen.

Der Schoko Beeren Kakao Smoothie

Zutaten:
1. 250gr Beeren Mix
2. 1 Banane
3. 1 El Kakaopulver
4. 250 Ml Mandelmilch

- Zutaten in den Mixer geben oder in den Thermomix und Dann gut durchpürieren (Thermomix auf Stufe 10)
- Rohes Kakaopulver steckt voller Antioxidantien, Magnesium und Eisen. Das Superfood bringt auf "gesunde" Weise leckeres Schokoaroma an Smoothies. (auch wenn es sich nicht so anhört)

Fazit:// Ihr müsst zugeben der hört sich Lecker an oder?
Ja das ist er auch
Es ist einer meiner Favoriten, Ups habe ich schon so früh einen preisgegeben?
Naja du wirst noch bleiben glaub mir

- Er ist schnell gemacht
- Kostengünstig
- Lecker
- Schokoladig

Tropical green:

60 g Radieschen - Grün (Menge von 1 Bund)
1 m.-große Banane(n), reif
1 m.-große Kiwi(s), reif
150 ml Orangensaft, frisch gepresst oder Bio-
1 EL Zitronensaft, frisch gepresst
50 ml Mineralwasser, stilles oder Leitungswasser
1 TL Öl (Leinöl)

Zu Beginn einfach die Banane und die Kiwi schälen und zusammen mit dem Zitronensaft, am besten natürlich frisch gepresst, in den Mixer geben.
Jetzt solltest du dein Radieschen Bund nehmen und die Blätter, also das Radieschen Grün davon trennen und gründlich waschen, da wir nur die Blätter für unseren Smoothie benötigen. Hierbei darauf achten, dass das Grün ungespritzt und frisch ist. Am besten aus dem eigenen Garten und sonst mit Bio-Siegel.
Das Radieschen grün beinhaltet unter anderem Senföle, die für einen leicht pikanten Geschmack sorgen und somit gleichzeitig antibakteriell wirken.

PAPAYA-ORTALINEN SMOOTHIE

Zutaten:

- 1 Papaya
- Saft von 8 Ortalinen
- 100 g gefrorene Himbeeren

Step by Step:

Papaya halbieren, entkernen und Fruchtfleisch herauslösen.
Mango schälen und entkernen.
Alle Zutaten in den Mixer geben und gut durchmixen.

Durchschnittliche Nährwerte

	Pro Portion
Brennwert	551 kcal
Kohlenhydrate	114,0 g
Eiweiß	13,9 g
Fett	2,8 g

Kaffee Smoothie

Zutaten:

Für 2 Portionen

1 Tasse	Kaffee
200g	Naturjoghurt
1 Prise	Zimt
10g	Cashewkerne
1	Banane

Zubereitung:

Kaffee kochen und abkühlen lassen.
Bananenschale entfernen und alles in den Mixer geben und pürieren

Birnen-Smoothie

Zutaten für 1 Portion

150g saftige Birnen
250ml entrahmte Milch
1TL Sonnenblumenkerne natur
Pro Portion etwa:
210 kcal
4g Fett
32g Kohlenhydrate
12g Eiweiß
Zubereitungszeit:
5 Minuten
Und so geht's:

Birne klein schneiden. Mit entrahmter Milch in einen Pürierbecher geben und zum Smoothie mixen. Mit Sonnenblumenkernen natur bestreuen.

„Healthy Summer"

Zutaten:
- ½ Ananas
- 2 Äpfel
- 3- 4 Handvoll Himbeeren
- 1 Bund Petersilie
- 200 ml Wasser

Zubereitung:
Zu Beginn die Ananas waschen, schälen und in kleine Stücke schneiden.

Anschließend auch den Apfel schneiden und Petersilie klein hacken. Alle Zutaten in den Mixer geben und etwas Wasser dazugeben. Alles gut pürieren.

„Ingwer-Vitaminschock-Smoothie"

Zutaten:
- 2 Äpfel
- 3- 4 Bananen
- 2 Mangos
- 2 kleine Ingwerstücke
- Zitronensaft (1 Zitrone)
- 1- 2 EL Honig
- 500 ml Wasser

Zubereitung:
Einfacher geht es nicht: Die jeweiligen Zutaten klein schneiden, in den Mixer geben, pürieren und mit Honig abschmecken!

Ananas-Kohl Smoothie

Zutaten
3/4 Becher fettfreier griechischer Joghurt
1/2 Becher Ananas Stücke
Ein Becher grob gehackter Grünkohl
3 Stängel Koriander
Jeweils ein Teelöffel Chia Samen, Limettensaft und Agavennektar.
Eine kleine Menge Chili Puder

Zubereitung
Alle Zutaten im Mixer mischen. Bon Appetit!

Melone-Bananen-Smoothie

Zutaten

¼ Wassermelone, geschält
2 geschälte Bananen
2 Aprikosen ohne Kern
250 g Erdbeeren

Zubereitung

Alle Zutaten in den Smoothie-Mixer geben, nach Belieben mit Wasser auffüllen und gut mixen.

Ananas-Himbeere Smoothie

Zutaten

¼ frische Ananas, geschält
1 Handvoll Himbeeren
100 ml Apfelsaft

Zubereitung

Alle Zutaten in den Smoothie-Mixer geben und gut mixen.

Rote Beete Smoothie

1 Knolle Rote Beete
1 Birne
1 daumengroßes Stück Ingwer
1 Handvoll gemahlene Haselnüsse
Wasser nach Bedarf

Zubereitung:
Alles für eine Minute gut mixen.

Die Rote Beete sorgt für eine ordentliche Anzahl an Vitaminen und Mineralstoffen und bringt dem Körper wichtiges Eisen, Folsäure sowie allerhand B-Vitamine. Der Ingwer sorgt für eine gewisse Schärfe und daraus entstehende Wärme.

Grüner-Smoothie mit Kiwi, Apfel und Spinat

Zubereitungszeit: ca. 10 Minuten - 4 Portionen

Zutaten:
- 1000 ml Wasser
- 4 Grüne Apfel
- 120 Spinat
- 8 Kiwis
- 2 Zitronen

Zubereitung:

1. Mango schälen, waschen, halbieren und in mundgerechte Stücke schneiden.
2. Kiwis schälen halbieren und in mundgerechte Stücke schneiden.
3. Zitronen Pressen und den Zitronensaft mit dem Wasser und alle anderen Zutaten in einen Mixer geben und auf der höchsten Stufe gut durch mixen.
4. Nun den Smoothie in Behälter umfüllen und dazu passen auch Eiswürfel. Servieren und genießen.

Erdbeer Smoothie

350 g Erdbeeren, es gehen auch gefrorene
1 Banane(n)
500 ml Orangensaft
1 EL Honig (Waldhonig)

Erdbeeren putzen, vierteln und auf einem Brettchen oder Gefriertablett einfrieren. Banane schälen. Mit Orangensaft, Honig und gefrorenen Erdbeeren glatt pürieren, in Gläser füllen, mit je einer Erdbeere garnieren und sofort servieren.
Erdbeer Smoothie

Rote Smoothies

Rotes Beet:

1 Knolle Rote Bete, roh
1 Karotte
1 Orange
1 TLMus (Mandelmus)
 n. B.Wasser

Als erstes nimmst du die rohe Rote Bete und viertelst sie. Die Karotte & die Orange schälen und ebenfalls vierteln.
Jetzt gibst du das Mandelmus hinzu und pürierst alles auf einer niedrigen Stufe. Je nach Konsistenz kannst du jetzt noch etwas Wasser dazu geben.
Die Karotte & Rote Bete enthalten viele wichtige Stoffe, z.B. Karotin, welches für deine Haut und deine Augen sehr gut ist. Das Mandelmus ist sehr proteinhaltig und beinhaltet gute Fette, die dir beim Abnehmen helfen.

PFIRSICH SMOOTHIE

Zutaten:

- 2 Pfirsiche
- 250 ml Reismilch
- 150 g Naturjoghurt
- 1 EL Honig
- 30 g Ingwer
- 2 Stangen Zitronengras
- Saft einer ½ Zitrone

- Agavendicksaft

Step by Step:

Pfirsiche entkernen.
Beim Zitronengras den Wurzelansatz und harte äußere Teile entfernen. Den inneren weichen Teil fein hacken.
Ingwer schälen und fein reiben.
Ingwer, Zitronensaft, Agavendicksaft und Zitronengras zusammen aufkochen und 1 Minute kochen lassen und vollständig abkühlen lassen.

Alle Zutaten in den Mixer geben und gut durchmixen.

Durchschnittliche Nährwerte

	Pro Portion
Brennwert	343 kcal
Kohlenhydrate	64,9 g
Eiweiß	10,8 g
Fett	3,6 g

Pflaumen-Smoothie

Zutaten:

Für 4 Portionen

500g Pflaumen
150ml Orangensaft
1 Prise Zimt
1 Pkg. Vanillezucker

Zubereitung:

Alle Zutaten in den Mixer geben und pürieren.

Roter Johan

Zutaten für 1-2 Portionen

- ☐ 150g Johannisbeeren
- ☐ 2 Bananen
- ☐ 1 halbe Limette (Saft)
- ☐ 200ml Mandelmilch
- ☐ 10g Gojibeeren

Keine Regeln, einfach drauf los mixen!

Nährwerte:361 Kcal - 70g Kohlenhydrate – 6,4g Eiweiß - 13,4g Ballaststoffe - 3,7g Fett

„Blutrot"

Zutaten:
- 2 Äpfel
- 4 Stück Karotten
- 3 Stück Rote Bete
- 1 EL Öl (nach Belieben)
- ein wenig Wasser (falls nötig)

Zubereitung:
Früchte und Obst waschen. Anschließend die Karotte schälen und die Kerne aus dem Apfel entfernen. Alle Zutaten kleinschneiden und in den Mixer werfen. Zum Schluss noch einen Esslöffel Öl hinzugeben, damit der Körper die Vitamine besser aufnehmen und verarbeiten kann.

Süßer romanischer Salat Smoothie

Zutaten
Ein Becher Wasser (Bei sofortigem Verzehr, ersetzen durch Eis und am Ende des Mixens hinzufügen)
Ein Becher Molke freie Milch
Ein Becher Erdbeeren
Eine Banane oder Ein Becher Mangos oder Eine kleine Mango
Eine Becher Ananas
Ein Apfel, gehackt
2 Becher Romanischer Salat (oder Spinat)
2 Esslöffel Kürbis Samen
1/2 Becher getrocknete Aprikosen
Ein Becher Hafer

Zubereitung
Die trockenen, flüssigen und grünen Zutaten einzeln Mixen, dann zusammenführen. Bon Appetit!

Grüner Spinat-Smoothie

Zutaten

200 g Blattspinat
2 große geschälte Bananen
200 ml gepresster Orangensaft
1 EL Mandelmus
1 Scheibe geschälter Ingwer

Zubereitung

Alle Zutaten in den Smoothie-Mixer geben und gut mixen.

Salat-Rote Bete-Smoothie

Zutaten

150 g grüner Salat
100 g roter Salat
300 g rote Bete
2 Äpfel, entkernt

Zubereitung

Alle Zutaten in den Smoothie-Mixer geben, nach Belieben mit Wasser auffüllen und gut mixen.

Eichblattsalat-Smoothie

1 bis 1,5 Handvoll roter Eichblattsalat
1 Banane
ca. 150 ml Wasser
Anstelle des Eichblattsalats kann auch Spinat oder Feldsalat verwendet werden.

Zubereitung:
Dadurch das so wenige Zutaten sind kann alles auf einmal bei höchster Stufe problemlos gemixt werden

Nektarinen-Weintrauben-Smoothie

Zubereitungszeit: ca. 10 Minuten - 4 Portionen

Zutaten:
- 1,5 Banane
- 3 Nektarinen
- 215 g Weintrauben
- 140 ml Apfelsaft (Am besten selbst gepresst)

Zubereitung:

1. Die Früchte waschen, halbieren, entkernen und in mundgerechte Stücke schneiden. Bananen schälen und in Stücke schneiden.
2. Nun alle Zutaten in einen Mixer geben und auf der höchsten Stufe sehr fein pürieren.
3. Nun den Smoothie in Behälter umfüllen.
4. Dazu passen auch Eiswürfel. Servieren und genießen.

Mix it up:

350 mlOrangensaft
1 Banane
450 gBeeren, gemischte (Waldbeeren wie Blaubeeren, Himbeeren, Brombeeren)
2 Orangen - Scheiben, zum Garnieren

Tipp: Friere deine Früchte ein, bevor du sie für deinen Smoothie verwendest- dieser Smoothie schmeckt kalt nämlich noch besser!
Presse während die Früchte runterkühlen den frischen Orangensaft aus deinen Früchten. Lasse nur 2-3 Scheiben deiner Orange übrig, da du diese für deine Dekoration des Glases später gut gebrauchen kannst. Um eine schöne Form zu erhalten, musst du die Orangenscheibe nur ein bissen einschneiden und dann beide Teile leicht in eine entgegengesetzte Richtung drehen, schon hast du eine stylische Orange, die im Glas oder auf dem Tisch stehen kann.
Nach dem du alles vorbereitet hast, kannst du die 3 Zutaten in den Mixer geben, für ca.2 Minuten.

SOJA-FRUCHT SMOOTHIE

Zutaten:

- 100 ml Soja Milch
- 50 g gefrorene Himbeeren
- 100 ml Ananassaft

Step by Step:

Alle Zutaten in den Mixer geben und gut durchmixen.

Durchschnittliche Nährwerte

	Pro Portion
Brennwert	125 kcal
Kohlenhydrate	25,4 g
Eiweiß	2,1 g
Fett	1,3 g

Beeren-Mango-Smoothie

Zutaten:

Für 2 Portionen

250g	Beeren gemischt
1	Mango
100g	Babyspinat
250ml	Mineralwasser

Zubereitung:

Mango schälen und mit allen anderen Zutaten in den Mixer geben.

Deutscher Hochsommer

Zutaten für 1-2 Portionen

- ☐ 150g Erdbeeren
- ☐ 150g Himbeeren (vorher gefroren)
- ☐ 2 Pfirsiche
- ☐ 3 Blätter Minze
- ☐ 200ml Mandelmilch

Nährwerte:239 Kcal – 36,9g Kohlenhydrate – 5,9g Eiweiß - 15,4g Ballaststoffe – 3,5g Fett

Gute-Laune-Spender

Ergibt 2 Portionen
Pro Portion: ca. 135 Kalorien
Zubereitungszeit: ca. 7 Minuten

Zutaten:
1 Apfel
10 Minzblättchen
2 Mandarinen
1 Banane
1 Teelöffel Matcha-Pulver
125 ml starker Pfefferminztee, abgekühlt
2 getrocknete Datteln ohne Stein
Einige Eiswürfel nach Belieben

Zubereitung:

1. Waschen Sie den Apfel und die Minzblättchen, schälen Sie Mandarinen und Banane. Obst grob in Stücke schneiden.
2. Geben Sie alle Zutaten in den Mixer.
3. Zerkleinern Sie alles 2 Minuten auf höchster Stufe.
4. Nach Belieben können Sie nun weitere Flüssigkeit angießen, bis die gewünscht Konsistenz erreicht ist.
5. In ein Glas füllen und nach Belieben Eiswürfel oder Crushed Ice hinzugeben.

Und das macht diesen Smoothie so gesund:

- Fördert gute Laune
- Gibt Energie und verbessert die kognitive Leistungsfähigkeit

„Erdbeer- Mango- Bananen- Smoothie"

Zutaten:
- 4 Handvoll gefrorene Erdbeeren
- 1 Mango
- 2 gefrorene Bananen
- 100 ml Milch
- 250g Naturjoghurt
- 100 ml Orangensaft
- Eiswürfel (Crushed Ice)
- 2 EL Honig

Zubereitung:

Zu Beginn muss die Banane für knapp zwei Stunden in das Tiefkühlfach. Die Früchte waschen und gemeinsam mit dem Joghurt, dem Orangensaft und der Milch pürieren. Anschließend mit dem Honig abschmecken.

Grüner Plaumen-Preiselbeer Smoothie

Zutaten
180ml Haselnuss Milch
1/2 Becher frische Preiselbeeren
2 Pflaumen, entkernt
2 Bananen
Ein kleiner Kopf Salat

Zubereitung
Beginnend mit der Flüssigkeit, alle Zutaten im Mixer auf hoher Geschwindigkeit für 30 Sekunden mixen. Genieß deinen Smoothie!

Karotte-Fenchel-Grapefruit-Smoothie

Zutaten

10 Karotten
1 Fenchel
2 Grapefruit, geschält
1 Apfel, entkernt

Zubereitung

Alle Zutaten in den Smoothie-Mixer geben, nach Belieben mit Wasser auffüllen und gut mixen.

Grüner Spinat-Smoothie

Zutaten

200 g Blattspinat
2 große geschälte Bananen
200 ml gepresster Orangensaft
1 EL Mandelmus
1 Scheibe geschälter Ingwer

Zubereitung

Alle Zutaten in den Smoothie-Mixer geben und gut mixen.

Schwarzkohl Smoothie

2-3 große Schwarzkohlblätter
1 Apfel
200 g Erdbeeren
1-2 EL getrocknete Gojibeeren
1/8 Bio-Zitrone
Spitze der Zitrone
1 Stück Ingwer (Größe einer Fingerkuppe)
etwas Minze
2 Salbeiblätter
Wasser

Zubereitung:
Als erstes nur das Blattgrün mit Wasser langsam bis zur Höchststufe mixen. Danach alle restlichen Zutaten hinzugeben.

Tipp:
Die Gojibeeren einweichen – sie sind gut, sobald sie im Wasser aufsteigen und an der Oberfläche schwimmen.

Früchte-Hafer-Smoothie

Zubereitungszeit: ca. 10 Minuten - 4 Portionen

Zutaten:

- 4 Banane
- 480 g Gemischte Beeren
- 160 g zarte Haferflocken
- 1000 ml Milch
- 4 TL Honig

Für Deko:

- 4 Scheiben Banane

Zubereitung:

1. Bananen schälen und in Stücke schneiden.
2. Nun alle Zutaten in einen Mixer geben und auf der höchsten Stufe sehr fein pürieren.
3. 4 Banane Scheiben schneiden und die Behälter damit dekorieren.
4. Nun den Smoothie in Behälter umfüllen.
5. Dazu passen auch Eiswürfel. Servieren und genießen.

Tropical:

2 Mangos
2 Orangen
8 Maracujas

Einfach das Mango Fruchtfleisch vom Stein entfernen und in Stücke würfeln. Anschließend die Orangen halbieren und den frischen Saft auspressen. Jetzt die Maracujas halbieren und das Fruchtfleisch aus der Schale löffeln.
Nun gibst du die Mango, den Orangensaft und 6 der Maracujas in deinen Mixer und pürierst alles schön fein.

Tipp: Verwende das übrige Maracujafleisch als Topping für deinen Smoothie.

KURKUMA-MANGO SMOOTHIE

Zutaten:

- 1 Banane
- ½ TL Kurkuma

- 1 Mango
- 1 TL Kokosöl
- ½ TL Zimt
- 300 ml Mandelmilch

Step by Step:

Alle Zutaten in den Mixer geben und gut durchmixen.

Durchschnittliche Nährwerte

	Pro Portion
Brennwert	450 kcal
Kohlenhydrate	74,9 g
Eiweiß	5,5 g
Fett	13,0 g

Pinker-Smoothie

Zutaten:

Für 2 Portionen

2	Bananen
100g	Beeren (gemischt)
1 EL	Chiasamen
150ml	Wasser
50ml	Kokosmilch
2 EL	Haferflocken

Zubereitung:

Bananen schälen und alle Zutaten in den Mixer geben und cremig pürieren.

Orangjuta

Zutaten für 1-2 Portionen

- ☐ Fruchtfleisch von 3 Maracujas
- ☐ Saft von 2 Orangen
- ☐ 1 Banane
- ☐ 1cm frischer Kurkuma
- ☐ 50ml Wasser

Frisch aus dem Urwald da kommt er her, er hat einen gelb-Stich, und schmeck wirklich sehr!

Nährwerte:270 Kcal – 50,4g Kohlenhydrate - 1g Eiweiß - 8,7g Ballaststoffe - 1g Fett

„Erdbeer- Wassermelonen- Smoothie"

Zutaten:
· 200g gefrorene Erdbeeren
· ½ Wassermelone
· (250 ml Milch bei Belieben)
· Minzblätter
· 1 EL Honig

Zubereitung:
Die Erdbeeren waschen und gemeinsam mit der Wassermelone in kleine Stücke schneiden.
Nun die geschnittenen Früchte für knapp zwei Stunden in das Tiefkühlfach stellen.
Nach zwei Stunden die Früchte in den Mixer geben und gemeinsam mit der Minze pürieren.
Nun noch etwas Honig, um den Smoothie süßer zu machen.

Grüner Ingwer-Orangen Smoothie

Zutaten
1 1/2 Becher gefiltertes Wasser
4 volle Hände frischer Spinat
4 Salatblätter (optional)
2 Orangen
2 gerissene Bananen
2-4cm Ingwerwurzel
Eine Gurke, geschält (falls nicht-Bio)

Zubereitung
Gemüse waschen, in einen Mixer alles zusammenmixen bis die gewünschte Konsistenz erreicht ist, in ein Glass umfüllen.

Mandarinen-Spinat-Smoothie

Zutaten

Der Saft von 4-5 frisch gepressten Mandarinen
1 Banane, geschält
1 Stück Ingwer (ca. 1 cm)
¼ TL gemahlener Kardamom
½ TL Vanillepulver
1 Handvoll Spinat
1 EL Mandelmus
150 ml stilles Wasser

Zubereitung

Alle Zutaten in den Smoothie-Mixer geben und gut mixen.

Gurken-Zucchini-Johannisbeeren-Smoothie

Zutaten

60 g Stangensellerie
2 Gurken
2 Zucchini
350 g Johannisbeeren
300 g Kirschen

Zubereitung

Alle Zutaten in den Smoothie-Mixer geben, nach Belieben mit Wasser auffüllen und gut mixen.

Grüner Hanfprotein Smoothie

2 Handvoll gemischten Salat
2 Teelöffel Hanfproteine (enthält viel Eiweiß)
halbe Avocado
1 Birne
halbe Orange
1-2 Scheiben Bio-Zitrone mit Schale und den Kernen
halbe Mango
1 großes Stück Kurkuma
1 Stück Zwiebellauch
Paar Basilikum Blätter
ca. 200ml Wasser

Zubereitung:
Alle Zutaten in den Mixer geben, gut durchmixen bis die gewünschte Konsistenz erreicht ist

Mango-Kiwi-Ingwer-Smoothie

Zubereitungszeit: ca. 15 Minuten - 4 Portionen

Zutaten:

- 2 Mangos
- 8 Kiwis
- 4 Ingwer
- 16 Orangen
- 4 Limetten
- 24 Eiswürfel

Zubereitung:

1. Mangos, Kiwi und Orangen schälen, waschen, halbieren, entkernen und in mundgerechte Stücke schneiden.
2. Nun alle Zutaten in einen Mixer geben und auf der höchsten Stufe sehr fein pürieren.
3. Nun den Smoothie in Behälter umfüllen.
4. Dazu passen auch Eiswürfel. Servieren und genießen.

Gentleman:

½ L Maracujasaft
1 Zitrone
1 TL Honig
1 EL Ingwer
1 Banane
½ Apfel

Im ersten Schritt presst du die Zitrone aus, um den frischen Saft zu erhalten. Falls du eine ungespritzte Frucht verwendest, kannst du später ein bisschen fein geriebene Schale als Topping verwenden.
Nun die Banane und den Apfel schälen und entkernen. Die beiden Früchte klein schneiden und anschließend mit dem Maracujasaft, dem Zitronensaft und etwas Honig in den Mixer geben. Den Ingwer fein dazu reiben um das Aroma richtig zu verteilen und entfalten.
Der Ingwer gibt durch seine angenehme Schärfe dem ganzen einen Kick.
Den Mixer für ca. 1 Minute auf mittlerer Stufe laufen lassen.

GRÜNER GRAPEFRUIT SMOOTHIE

Zutaten:

- 50 g grüner Salat nach Wahl
- 10 g Petersilie
- 1 Grapefruit
- Saft einer ½ Zitrone
- 2 Stangen Staudensellerie

Step by Step:

Alle Zutaten in den Mixer geben und gut durchmixen.

Durchschnittliche Nährwerte

	Pro Portion
Brennwert	150 kcal
Kohlenhydrate	29,0 g
Eiweiß	4,8 g
Fett	1,2 g

Der klassische Grüne Smoothie 2.0

Zutaten:

Für 4 Portionen

500g	Feldsalat
1 EL	Mandelmus
250ml	Kokosmilch
1 Bund	Sellerie
¼	Ananas
1 EL	Kokosflocken
1	Orange

Zubereitung:

Salat und Sellerie klein schneiden. Ananas und Orange schälen und ebenfalls zerkleinern.
Das Obst und Gemüse in den Mixer geben. Anschließend die restlichen Zutaten beimischen und durch mixen.

Green Pepper

Zutaten für 1-2 Portionen

☐ 1 grüne Paprika
☐ 5-8 Blättchen Basilikum

☐ **1 Birne**
☐ 1 reife Banane
☐ 100ml Wasser

Wenn du mal jemanden beeindrucken möchtest oder einfach keine Lust auf abwaschen hast, fülle den „green Pepper-Smoothie" in eine weitere ausgehöhlte grüne Paprika ??

Nährwerte:212 Kcal – 44,9g Kohlenhydrate – 3,4g Eiweiß - 8,7g Ballaststoffe - 1g Fett

„Mandel- Avocado- Smoothie"

Zutaten:
- 2 gefrorene Banane
- 1 Avocado
- 250 ml Mandelmilch
- 2 EL Kakao
- 1 EL Honig

Zubereitung:
Die Bananen schälen und in Stücke schneiden. Anschließend für knapp zwei Stunden im Tiefkühlfach einfrieren. Die Avocado ebenfalls schälen und danach entkernen.
Nun alle Zutaten in einen Mixer geben und pürieren. Zu guter Letzt noch mit etwas Honig verfeinern.

Grünkohl Piña-Covado

Zutaten
2/3 Becher Vanille-Mandel Milch
Blätter von 8 Stängeln Grünkohl (ohne Stängel)
1/3 Becher Ananasstücke
1/2 Gerissene Avocado
Ein Esslöffel Proteinpuder
Ein Becher Eiswürfel

Zubereitung
Alles im Mixer zusammenmischen und genießen!

Granatapfel-Orangen-Smoothie

Zutaten

1 Banane, geschält
1 Granatapfel, geschält
½ Grünkohl
2 Orangen, geschält

Zubereitung

Alle Zutaten in den Smoothie-Mixer geben und bis zur 1 Liter Markierung mit stillem Wasser auffüllen. Gut mixen.

Spinat-Kohlrabi-Apfel-Smoothie

Zutaten

400 g Spinat
2 Kohlrabi
2 Äpfel, entkernt

Zubereitung

Alle Zutaten in den Smoothie-Mixer geben, nach Belieben mit Wasser auffüllen und gut mixen.

Pinja Coco

150g fettarmer Joghurt
200ml Kokosmilch
300g frische Ananas
4cl Kokossirup

Wenn du noch mehr tropikale Geschmäcker vereinen möchtest, kannst du einfach folgende Früchte ergänzen:

1 Mango
1 Papaya
1 Aprikose
1 Kiwi

Hierzu gibst du einfach alle Zutaten, die du dir nach deinem Belieben ausgewählt hast, zusammen in einen Mixer und pürierst bis zu der gewünschten Smoothie Konsistenz. Achte darauf, dass du alle Früchte schälst, entkernst und klein schneidest, bevor du sie in den Blender gibst.

Tipp: Minzblätter und Ananasstücke dienen als optimales Topping oder Deko.

GURKE-AVOCADO SMOOTHIE

Zutaten:

- ½ Gurke
- 1 Avocado
- 250 g Kopfsalat
- 200 ml Wasser

Step by Step:

Alle Zutaten in den Mixer geben und gut durchmixen.

Durchschnittliche Nährwerte

	Pro Portion
Brennwert	460 kcal
Kohlenhydrate	27,5 g
Eiweiß	8,4 g
Fett	33,6 g

Vitamin C - Smoothie

Zutaten:

Für 2 Portionen

250g	Brombeeren
1	Banane
250g	Heidelbeeren
2 EL	Mandelmus
½ TL	Vanillepulver
300ml	Mandelmilch
2 TL	Hagebuttenpulver

Zubereitung:

Die Banane schälen, in grobe Stücke schneiden und zusammen mit den restlichen Zutaten im Mixer pürieren.

„Süßer Genuss"

Zutaten:
- 250g Spinat
- 1 Avocado
- 250g Naturjoghurt
- 3 EL Honig
- 350 ml Kokosmilch
- Crushed Ice

Zubereitung:
Zu Beginn die Avocado schälen und den Kern entfernen. Anschließend die Avocado in kleine Stücke schneiden.

Danach auch den Spinat waschen.

Nun alle Zutaten in den Mixer geben und pürieren. Das Ganze dann noch mit etwas Honig und Crushed Ice (oder Eiswürfeln) verfeinern.

Grüner Karotten-Apfel-Ingwer Smoothie

Zutaten
2 Karotten, gehackt
Ein Apfel
2 große Handvoll Baby Spinat
Ein Esslöffel Ingwer
250ml gefiltertes Wasser

Zubereitung
Beginnend mit der Flüssigkeit, alle Zutaten im Mixer auf hoher Geschwindigkeit für 30 Sekunden mixen. Dein Smoothie ist jetzt Servierfertig!

Grüner Smoothie Variante 2

2 Handvoll frischen Blattsalat
1/2 Salatgurke
1 Banane
1 Birne
ca. 15 Erdbeeren
(optional: 10 ml Olivenöl)
Wasser

Zubereitung:
Zutaten vorbereiten, mit dem mixen des Blattsalates und der Gurke bei hoher Drehzahl beginnen.
Danach die restlichen Zutaten mit mixen bis eine schöne Konsistenz erreicht ist.

Tipp:
Der Smoothie kann mit einer Erdbeere garniert werden.

Heidelbeer Shake 2

40g Haferflocken
400ml Hafermilch
1 Msp Gemahlene Vanille
2 EL Agavendicksaft
100g Heidelbeeren, gefroren
15g geröstete Haselnüsse
15g Walnusskeren
4 Eiswürfel

Zubereitung:
Alle Zutaten für 1 Minute gut mixen.

Fresh & Fit

Ergibt 2 Portionen
Pro Portion: ca. 105 Kalorien
Zubereitungszeit: ca. 7 Minuten

Zutaten:
1 Orange
1 Apfel
200 g Beerenmix (TK)
¼ Teelöffel Zimt
¼ Vanilleschote
2 Esslöffel Haferkleieflocken
Etwas Honig nach Belieben
Etwas Wasser

Zubereitung:

1. Waschen Sie den Apfel und schälen Sie die Orange. Schneiden Sie alles grob in Stücke.
2. Geben Sie alle Zutaten in den Mixer.
3. Zerkleinern Sie alles 2 Minuten auf höchster Stufe.
4. Nach Belieben können Sie nun weitere Flüssigkeit angießen, bis die gewünscht Konsistenz erreicht ist.

Und das macht diesen Smoothie so gesund:
- Wirkt schmerzstillend und stimmungsaufhellend
- Macht wach und verbessert Konzentration und Leistungsfähigkeit

- Wirkt beruhigend und harmonisierend

Erdbeeren - Pfirsich Smoothie

Zutaten für 1 Glas:
-
100g Pfirsiche
-
50g Erdbeeren
-
50ml Ananassaft
-
50ml Kokosnussmilch
-
1 Banane
-
1 TL Sesamöl

Zubereitung:

Das Obst abwaschen, die Banane und die Pfirsiche schälen und in kleine Stücke schneiden.

Die Zutaten in den Mixer oder Smoothie Maker geben und mixen.

Anschließend den Smoothie in ein Glas abfüllen und genießen.

Spinat Obst Smoothie

Zubereitungszeit	5 Minuten
Geeignet für	2 Portionen

Zutaten:
- 80 g Blattspinat, frisch
- 1 Banane
- 1 Apfel
- 2 Kiwi
- 60 ml Apfelsaft
- 100 ml Wasser
- 1 TL Chia Samen

Zubereitung:
1. Den Spinat waschen und Blätter abzupfen.
2. Den Apfel in kleine Stücke schneiden und das Fruchtfleisch aus der Kiwi trennen.
3. Mit den restlichen Zutaten ordentlich im Mixer pürieren.

Erdbeer-Aprikosen-Smoothie

Dieser Smoothie geht runter wie Öl und schmeckt dazu cremig lecker. Es ist eine dieser klassischen Kombinationen, die immer wieder begeistern.

Zutaten (1 Portion)

120g Erdbeeren, entstielt
2 Aprikosen, halbiert und entkernt
120g einfacher fettarmer Joghurt
60ml Milch
1 Teelöffel Honig (optional)

Wie wird's gemacht?

Alle Zutaten in einen Mixer geben. 1 Minute lang mischen, bis alles glatt ist. In ein Glas geben und sofort servieren.

Orangen – Himbeere – Smoothie

Zutaten

260 g Himbeeren
210 g Naturjoghurt
310 ml Orangensaft (frisch gepresst)

Zucker

Arbeitszeit: ca. 11 Min.
Zubereitungszeit: ca. 6 Min.
Schwierigkeitsgrad: simpel
Kalorien p. P.: keine Angabe

Zubereitung
Himbeeren und Joghurt 1 Min. pürieren. Orangensaft hinzugeben, mixen, evtl. süßen.

Auf die Schnelle!

Dauer: 2 Minuten

Zutaten:
- 1-2 Bananen
- 200 ml Kokosmilch
- 1 Handvoll Müsli, Nüsse oder Haferflocken

Zubereitung:

Alles in einen Mixer schmeißen und einfach mixen.

Wirkung:
Kokosmilch gilt als köstlich und angenehm exotisch. Seit Jahren liegt die Milch und das Öl im Trend. Zugegebenermaßen handelt es sich hier mehr um einen Shake als um einen Smoothie. Jedoch hat Kokosmilch einen kleineren Fettgehalt als vergleichbare Milchprodukte. Diese cremige Flüssigkeit enthält kein Cholesterin und gilt als sehr gesund.

Smoothie mit Beeren und Joghurt

Zutaten für 2 Portionen:

2 Tassen frische oder gefrorene, gemischte Beeren
2 Tassen Orangensaft
1 Tasse Vanillejoghurt (oder eine andere Geschmacksrichtung)
½ TL Vanilleextrakt

Zubereitung:

Orangensaft und Joghurt in den Mixer geben. Die Früchte und den Vanilleextrakt dazugeben und auf hoher Stufe ca. 2 Minuten mixen oder bis alles gut vermischt ist. Die Reste an den Seiten des Mixers nach unten kratzen und nochmals einige Sekunden mixen.

Samen Smoothie

Zutaten für 1 Person (187 kcal)
- 1 Tasse Wasser
- 1 Birne (entkernt)
- 1 Tasse Babykohl
- 0,5 Tassen Blaubeeren
- 2 EL Leinsamen

Alle aufgelisteten Zutaten in den Mixer oder Smoothie Maker geben und zu einem cremigen Saft mixen. Nachdem mixen, wenn möglich sofort genießen.

Avocado-Bananen Grünkohl Smoothie

Zutaten
2 Becher Grünkohl
2 Becher Wasser
3 Bananen
1/4 Avocado

Zubereitung
Alles mixen und genießen!

Preiselbeeren Grünkohl Abkühlung

Zutaten
2 Becher Grünkohl, frisch
1 1/2 Becher Preiselbeeren Saft
1/2 Becher Wasser
2 Bananen
2 Blutorangen, geschält
Eine Limette, geschält

Zubereitung
Alles mixen und genießen!

Just smile

ca. 150 Kalorien, Zubereitungszeit: ca. 15 Minuten

Zutaten:
2 Pfirsiche (TK)
150 g Erdbeeren
½ Apfel
Etwas Limettensaft
1 Esslöffel Chia-Samen
Etwas Honig nach Belieben
100 ml Wasser

Zubereitung:
1. Waschen Sie Obst und Gemüse und schneiden Sie es grob in Stücke. Die Chia-Samen in 50 ml Wasser mindestens 10 Minuten quellen lassen.
2. Geben Sie alle Zutaten in den Mixer.
3. Zerkleinern Sie alles 30 Sekunden auf mittlerer Stufe, dann 1 Minute auf höchster Stufe.
4. Nach Belieben können Sie nun weitere Flüssigkeit angießen, bis die gewünscht Konsistenz erreicht ist.

Und das macht diesen Smoothie so gesund:
- Wirkt schmerzstillend und stimmungsaufhellend
- Macht wach und verbessert Konzentration und Leistungsfähigkeit
- Schützt Nervenzellen und unterstützt die Bildung von

Botenstoffen im Gehirn

Gurkensmoothie

Zubereitungszeit	15 Minuten
Geeignet für	3 Portionen

Zutaten:
- 1 Gurke
- 500 ml Buttermilch
- 100 ml Naturjoghurt
- 2 TL Dill
- ½ Zitrone
- 1 Prise Kurkuma
- 1 Prise Salz

Zubereitung:

1. Die Gurke schälen und in ca. 3 cm breite Stücke schneiden.

2. Die übrigen Zutaten mit den Gurkenscheiben im Mixer pürieren.

Aprikosen-Frühstücks-Smoothie

Die Haferflocken in diesem Frühstücks-Smoothie sorgen den ganzen Morgen über für eine langsame Energiefreisetzung und helfen dir, bis zum Mittagessen satt zu bleiben. Die Haferflocken verleihen dem Smoothie auch eine cremige Textur.

Zutaten (1 Portion)
3 Aprikosen, halbiert und entkernt
180ml Apfelsaft
180g einfacher fettarmer Joghurt
1 Teelöffel Honig
1 Esslöffel Haferflocken

Wie wird's gemacht?
Alle Zutaten in einen Mixer geben und 1 Minute lang mischen. In ein Glas geben und sofort servieren.

E-B-A-Smoothie

Zutaten

2 Scheiben	frische Ananas
½	Banane
7	Erdbeeren
210 ml	Orangensaft

Arbeitszeit: ca. 11 Min.
Zubereitungszeit: ca. 6 Min.
Schwierigkeitsgrad: simpel
 Kalorien p. P.: keine Angabe

Zubereitung

Ananasscheiben kleinschneiden.
Erdbeeren abwaschen, das Grün entfernen.
Banane abschälen und in Scheiben zerschneiden.

Alles in einen Mixer füllen, Orangensaft hinzugeben, alles mixen.

Der Deutsche

Dauer: 5 Minuten

Zutaten:
- 1 Birne
- 1 Apfel
- 2 Pflaumen
- 4 Zwetschgen
- 200 ml grüner Tee

Zubereitung:

Als Erstes wird das gesamte Obst ca. 10 Sekunden lang mit kaltem Wasser abgewaschen. Nebenbei setzt Ihr den grünen Tee auf und stellt ihn in das Gefrierfach. Hier lasst Ihr den Tee ca. 8 Minuten abkühlen. Anschließend werden die Früchte geviertelt und entkernt. Zuletzt alles in den Mixer werfen und zusammenmixen.
Tipp: Das Obst nie mit heißem Wasser abwaschen. Dabei gehen wichtige Nährstoffe verloren.

Wirkung:

"Der Deutsche" Smoothie besteht überwiegend aus "deutschen" Früchten. Der grüne Tee hat den besonderen Effekt, wenn Ihr ihn eine Zeit lang ziehen lässt, bildet sich die Aminosäure L-Theanin. Diese

stimuliert das Gehirn und wirkt beruhigend auf den Körper.
Achtung: Wenn Ihr grünen Tee gleich trinkt, wirkt er aufgrund des Koffeins eher aufputschend.

2-Schichten - Smoothie

Zutaten für 3 Portionen:

Brombeer–Schicht

1 Banane, geschält, geschnitten, gefroren
320g Brombeeren
60 ml Kokosmilch

Mango-Schicht

2 Bananen, geschält, geschnitten, gefroren
1 Orange, geschält, geschnitten
1 Mango, geschält, geschnitten
60 ml Orangensaft

Zubereitung:

Zuerst die Zutaten für die Mango-Schicht in den Mixer geben und gut pürieren. Auf die Gläser verteilen. Dann die Zutaten für die Brombeer-Schicht mixen und langsam auf die Mango-Schicht geben, so dass sich die beiden Schichten nicht vermischen.

Grünzeug Paket

Zutaten für 1 Person (195 kcal)

- 1 Salat Gurke
- 1 Tasse gemischtes Gemüse
- 2 EL Pekannüsse
- 1 EL Kokosnussöl
- 1 Tasse Wasser

Alle aufgelisteten Zutaten in den Mixer oder Smoothie Maker geben und zu einem cremigen Saft mixen. Nachdem mixen, wenn möglich sofort genießen.

Grüner Diamant Smoothie

Zutaten
2 Becher Mangold (Stängel entfernen)
Ein Apfel, geschnitten
Eine Banane
2 Kiwis gepellt
1/4 Zitronen mit Schale, Samen entfernt

Zubereitung
Alle Zutaten gut zusammenmixen und genießen!

Beeren Smoothie

Für zwei Portionen
100 g Brombeeren
100 g Himbeeren
100 g Johannisbeeren
250 ml Sojajoghurt (pflanzliche Alternativen aus Kokos, Lupinen, Mandeln oder Hanf)

Zubereitung:
Ganz einfach, alle Zutaten in den Mixer geben und für kurze Zeit bei mittlerer Drehzahl mixen. Dadurch verwandeln sich die Beeren nicht vollständig in einen Saft somit sind kleine Stücke noch gut zu schmecken.

Keep Calm

Ergibt 2 Portionen
Pro Portion: ca. 135 Kalorien
Zubereitungszeit: ca. 7 Minuten

Zutaten:
2 Kiwis
1 Handvoll Feldsalat
130 g Sauerkirschen
1 kleines Stück Ingwer
1 Prise Safran
75 ml Wasser
Etwas Honig nach Belieben
Einige Eiswürfel nach Belieben

Zubereitung:

1. Waschen Sie Obst und Feldsalat, schütteln Sie den Salat trocken. Schneiden Sie die Kiwis grob in Stücke.
2. Geben Sie alle Zutaten in den Mixer.
3. Zerkleinern Sie alles 30 Sekunden auf niedriger Stufe, dann 1 Minute auf höchster Stufe.
4. Nach Belieben können Sie nun weitere Flüssigkeit angießen, bis die gewünscht Konsistenz erreicht ist.
5. In ein Glas füllen und nach Belieben Eiswürfel oder Crushed Ice hinzugeben.

Und das macht diesen Smoothie so gesund:

- Wirkt stimmungsaufhellend und mild anregend
- Wirkt schmerzstillend
- Macht wach und verbessert Konzentration und Leistungsfähigkeit

Chinakohl - Birne Smoothie

Zutaten für 1 Glas:

- 1 Birne
- 2 Blätter Chinakohl
- 1 Zitrone
- 1 EL Sesamöl
- 150ml Birnensaft (kein Konzentrat verwenden)

Zubereitung:

Den Chinakohl gründlich abwaschen.
Die Birne gründlich waschen, schälen, entkernen und das brauchbare Fruchtfleisch in grobe Stücke schneiden.
Die Zitrone halbieren und beide Hälften auspressen.

Den Saft mit allen anderen Zutaten in den Mixer oder Smoothie Maker geben und mixen.
Anschließend den Smoothie in ein Glas abfüllen und genießen.

Gemüse Obst Bombe

Zubereitungszeit	10 Minuten
Geeignet für	4 Portionen

Zutaten:
- 1 Bund Rucola
- 1 Gurke
- 1 Avocado
- 2 Banane
- 3 Kiwi
- 1 Zitrone
- 1 Prise Kurkuma
- 325 ml Wasser
- 375 ml Orangensaft

Zubereitung:
1. Den Rucola und die Gurke gründlich waschen, die Gurke in Scheiben schneiden.
2. Avocado entkernen und Fruchtfleisch entnehmen.
3. Bananen und Kiwi schälen und alle Zutaten in einem Mixer fein pürieren.

Moccafrühstücks-Smoothie

Ein koffeinhaltiger Muntermacher, der mit dem weichen, üppigen Geschmack des Kakaos aufgeweicht wird. Versuche die Milch vorsichtig zu erwärmen, um einen zusätzlichen Komfort zu erhalten.

Zutaten (1 Portion)
1 Banane, geschält und geviertelt
1 Esslöffel Kakaopulver
2 Esslöffel (1 Schuss) Espresso
240ml Milch (kalt oder warm)

Wie wird's gemacht?
Alle Zutaten in einen Mixer geben. 1 Minute lang mischen, bis alles glatt ist. In ein Glas oder eine Kaffeetasse geben und sofort servieren.

Bananen – Apfel - Smoothie

Zutaten

1	Banane
1	Apfel
260 ml	Orangensaft
110 ml	Milch
Zucker	

Arbeitszeit: ca. 11 Min.
Zubereitungszeit: ca. 6 Min.
Schwierigkeitsgrad: simpel
Kalorien p. P.: keine Angabe

Zubereitung

Alle Zutaten pürieren, dann gekühlt servieren.

Agaven-Gurken-Smoothie

Dauer: 4 Minuten

Zutaten:
- ¼ Gurke
- 1 Limette
- 2 Zitronen
- 1 Handvoll Minze
- 1 EL Agavendicksaft
- 100 ml Wasser

Zubereitung:

Presst Zitrone und Limette aus. Schneidet anschließend die Gurke und Minze in kleine Stücke. Gebt das Wasser hinzu und mixt alles durch. Falls Euch der Smoothie zu sauer ist, könnt ihr nach Belieben den Agavendicksaft dazugeben.

Wirkung:

Zitronen und Limetten gelten allgemein, wegen ihrem reichhaltigem Vitamin C Gehalt, zu wichtigen Antioxidantien. Sie fördern die Verdauung, verbessern das Hautbild und kurbeln das Immunsystem an. Die Wirkungen der beiden Zitrusfrüchte sind vielseitig. Daher empfehle ich Euch sie so oft wie möglich in euren täglichen Ernährungsablauf miteinzubinden.

Die Agave ist ein Spargelgewächs und ein Verwandter des Kaktus. Der Agavendicksaft gilt als ein natürlicher Zuckerersatz. Er senkt den Blutzuckerspiegel, wirkt Karies entgegen und hat gegenüber dem Zucker kaum Kalorien.

Birnen – Sellerie – Spinat - Gurken - Smoothie

Zutaten für 1 Portion:

1 reife Birne, grob gewürfelt
1 Stange Sellerie, geputzt, in Stücken
2 Handvoll Spinat, geputzt
1/2 Bio-Salatgurke, nicht geschält, grob gewürfelt
Saft ½ Zitrone
1 TL Honig
etwas Minze
Eiswürfel, Menge nach Wunsch

Zubereitung

Alle Zutaten in den Mixer geben und pürieren bis alles sehr gut verbunden ist.

Bananen Brot Smoothie

Zutaten für 1 Person (350 kcal)
- 120 ml Mandelmilch
- 130 gr Hüttenkäse
- 1/2 Bananen (geschält)
- 2 El gehackte Walnüsse
- 1/2 Tl Vanille-Extrakt
- 1/2 TL Muskat
- 1 TL Zimt
- 1 EL Protein Pulver

Alle aufgelisteten Zutaten in den Mixer oder Smoothie Maker geben und zu einem cremigen Saft mixen. Nachdem mixen, wenn möglich sofort genießen.

Herbst-Smoothies mit diesen Rezepten.

Leckerer Frucht-mix

Zutaten für 1 Person (170 kcal)

- 1 Apfel (entkernt)
- 1 Birne (entkernt)
- 2 Zwetschge (entsteint)
- 2 Handvoll Portulak oder 1 Handvoll Brombeerblätter
- 1 kleines Stück Ingwer (ca. 2 cm)
- Wasser nach Bedarf

Alle aufgelisteten Zutaten in den Mixer oder Smoothie Maker geben, dann zu einem cremigen Saft mixen. Nach dem Mixen wenn möglich sofort genießen.

Grüner Kirsch-Apfel-Beete Smoothie

Zutaten
Ein Becher Kirschen, entkernt
1/2 Becher rote Beete, gehackt
Ein Apfel
2 Becher Grünkohl
1/2 Becher Ananas
250ml Mandelmilch

Zubereitung
Beginnend mit der Flüssigkeit, alle Zutaten im Mixer auf hoher Geschwindigkeit für 30 Sekunden mixen.

Birnen Smoothie

Für zwei Portionen
2 Bananen
2 Birnen
1 Orange, ausgepresst
50 ml Wasser oder 4 Eiswürfel

Zubereitung:

Die Birne und die Banane zerkleinern, und dann alle Zutaten auf einmal in den Mixer.

Wenn einen die Birnen nicht süß genug sind, kann gerne ein bis zwei Datteln hinzugeben, sie geben eine sehr milde süße ab.

Sonne im Glas

Ergibt 2 Portionen
Pro Portion: ca. 75 Kalorien
Zubereitungszeit: ca. 7 Minuten

Zutaten:
1 Grapefruit
1 Mandarine
100 ml Möhrensaft
1 Kiwi
1 Esslöffel Chia-Samen
100 ml Wasser
¼ Teelöffel Zimt
Etwas Honig nach Belieben
Einige Eiswürfel nach Belieben

Zubereitung:

1. Waschen Sie Obst und Gemüse. Schälen die Grapefruit und die Mandarine. Schneiden Sie alles grob in Stücke.
2. Geben Sie alle Zutaten in den Mixer.
3. Zerkleinern Sie alles 15 Sekunden auf mittlerer Stufe, dann 1 Minute auf höchster Stufe.
4. Nach Belieben können Sie nun weitere Flüssigkeit angießen, bis die gewünscht Konsistenz erreicht ist.
5. In ein Glas füllen und nach Belieben Eiswürfel oder

Crushed Ice hinzugeben.

Und das macht diesen Smoothie so gesund:
- Sorgt für gute Laune
- Schützt Nervenzellen
- Unterstützt die Bildung von Botenstoffen im Gehirn

Smoothie mit Kokoswasser

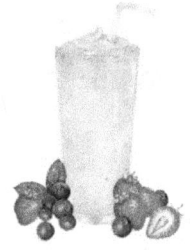

Zubereitungszeit	5 Minuten
Geeignet für	2 Portionen

Zutaten:
- 180 g Erdbeeren
- 1 Banane, reif
- 75 g Kokosjoghurt
- 320 ml Kokoswasser
- ½ TL Zimt
- 1 Prise Kardamom

Zubereitung:
1. Die Erdbeeren waschen und das Grüne entfernen.
2. Banane schälen und in Stücke schneiden, anschließend alles miteinander im Mixer pürieren.

Orangen-, Dattel- und Orangenblüten-Wasser-Smoothie

Orangen und Datteln werden in vielen traditionellen marokkanischen Rezepten kombiniert. Hier ist ein Smoothie mit den gleichen nordafrikanischen Geschmacksrichtungen.

Zutaten (1 Portion)
Schale und Saft aus 2 Orangen
5 getrocknete Datteln, entsteint
240g einfacher fettarmer Joghurt
½ Teelöffel Orangenblütenwasser

Wie wird's gemacht?
Alle Zutaten in einen Mixer geben und zerkleinern. In ein Glas geben und sofort servieren.

Weintrauben – Nektarinen -Smoothie

Zutaten

1,5	Bananen
2,5	Nektarinen
170 g	Weintrauben
110 ml	Apfelsaft

Arbeitszeit: ca. 11 Min.
Zubereitungszeit: ca. 6 Min.
Ruhezeit: ca. 2 Std.
Schwierigkeitsgrad: simpel
 Kalorien p. P.: keine Angabe

Zubereitung

Gekühlte Früchte und Saft mixen.

Brombeer Smoothie

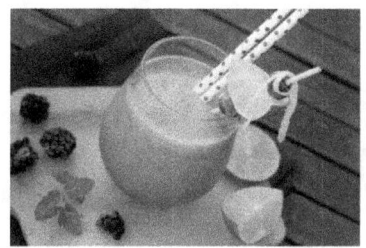

Zutaten:

- 200 g Brombeeren
- 1 Banane
- ¼ Limette
- 6 EL Weizenkleie
- 300 ml Kokos-Reismilch oder normale Milch

Birnen - Apfel – Rosinen – Marzipan – Smoothie mit Mandelmilch

Zutaten für 2 Portionen:

1 Apfel, grob gewürfelt
1 Birne, grob gewürfelt
2 EL Rosinen
2 EL Mandeln, gehobelt
40g Marzipan Rohmasse
1 TL Zimt
400 ml Mandelmilch

Zubereitung:

Alles zusammen in den Mixer geben und ca. 2 Minuten fein pürieren. Danach gut 30 Minuten kalt stellen, so schmeckt es am besten.

Gurken Kiwi Smoothie

Zutaten für 1 Person (184 kcal)

- 100 ml Wasser
- 1 Kiwi
- 1 Grüner Apfel
- 1/2 Salatgurke
- 85 g grüne kernlose Trauben
- 1 Kästchen Kresse
- 1/2 Bund Minze

Alle aufgelisteten Zutaten in den Mixer oder Smoothie Maker geben und zu einem cremigen Saft mixen. Nachdem mixen, wenn möglich sofort genießen.

Herbst Mandarinen Mandel Smoothie

Zutaten für 1 Person (435 kcal)

- 4 Mandarinen (geschält)
- 1 reife Banane (geschält)
- 75 g Blattspinat
- 1 EL Mandelmus
- 1 TL gemahlene Vanille
- 1/2 TL Kardamom
- 250 ml Wasser

Alle aufgelisteten Zutaten in den Mixer oder Smoothie Maker geben und zu einem cremigen Saft mixen. Nach dem Mixen möglichst sofort genießen.

Kiwi & Spinaten Smoothie

Zutaten
2 Kiwi, gepellt und halbiert
1/2 Banane
Ein Becher Baby Spinat
1/2 Becher Vanille Joghurt
2 Esslöffel Flachssamen
1/2 Becher Apfelsaft
10-12 Eiswürfel

Zubereitung
Alle Zutaten gut zusammenmixen und genießen!

Ananas Smoothie

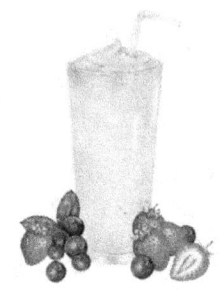

Zubereitungszeit	10 Minuten
Geeignet für	3 Portionen

Zutaten:
- 1 Ananas
- 1 Zitrone
- 2 EL Agavendicksaft
- 1 Prise Kardamom
- 80 ml Wasser

Zubereitung:
1. Den Kern aus der Ananas entfernen und das Fruchtfleisch heraustrennen.
2. Saft aus der Zitrone pressen und alle Zutaten miteinander im Mixer pürieren.

Erkältungsmittel

Manuka-Honig besitzt antibakterielle Eigenschaften, die dir dabei helfen, dich von einer Erkältung zu erholen.

Zutaten (1 Portion)
2 Zitronen, geschält
1cm Stück frischer Ingwer, geschält
1 Esslöffel Manuka-Honig
180ml kochendes Wasser
Ein Zweig frischer Rosmarin

Wie wird's gemacht?

Die Zitronen und den Ingwer in einen Entsafter geben. In einen großen Becher geben und mit Manukahonig, kochendem Wasser und Rosmarin mischen. 5 Minuten ziehen lassen und trinken.

Bananen – Matcha - Smoothie

Zutaten
1	Banane
1,5 TL	**Matcha Tee**
etwas	Zitronensaft
3,5 EL	Naturjoghurt
1,5 EL	Honig
90 ml	Wasser

Arbeitszeit: ca. 11 Min.
Zubereitungszeit: ca. 6 Min.
Schwierigkeitsgrad: simpel
Kalorien p. P.: keine Angabe

Zubereitung
Banane abschälen, kleinschneiden, mit Zitronensaft beträufeln.
Zutaten pürieren, dann in ein Glas einfüllen.

Wassermelonen Pfirsich Erdbeer Smoothie

Zutaten für 1 Person (240 kcal)

- 170 g fettarmer Vanillejoghurt
- 1 Tasse gefrorene Erdbeeren
- 3 Tassen entkernte Wassermelone (geschält)
- 1 Pfirsich

Alle aufgelisteten Zutaten in den Mixer oder Smoothie Maker geben und zu einem cremigen Saft mixen. Nachdem mixen, wenn möglich sofort genießen.

Bananen Brot Smoothie

Zutaten für 1 Person (350 kcal)

- 120 ml Mandelmilch
- 130 gr Hüttenkäse
- 1/2 Bananen (geschält)
- 2 El gehackte Walnüsse
- 1/2 Tl Vanille-Extrakt
- 1/2 TL Muskat
- 1 TL Zimt
- 1 EL Protein Pulver

Alle aufgelisteten Zutaten in den Mixer oder Smoothie Maker geben und zu einem cremigen Saft mixen. Nach dem Mixen möglichst sofort genießen.

Bananen-Mandel Smoothie

Zutaten
Eine gefrorene Banane (vor den gefrieren in kleine Stücke reißen)
Ein großer Löffel Mandel- oder Erdnussbutter
2 Löffel Flachssamen
1/2 Becher Mandeljogurt, Jogurt oder normale Milch
Ein wenig Honig, Agave Nektar oder Ahorn Sirup
Eine kleine Menge Mandel- oder Vanilleextrakt

Zubereitung
Alle Zutaten in einen Mixer bis zur gewünschten Konsistenz zusammenmixen. In einem Glass servieren. Bon Appetit!

Mango Buttermilch Smoothie

Zubereitungszeit	10 Minuten
Geeignet für	2 Portionen

Zutaten:
- 1 Mango
- 1 Banane
- 275 ml Buttermilch
- 1 EL Zitronensaft
- ½ TL Zimt
- 1 EL Agavendicksaft

Zubereitung:
1. Mango und Banane schälen und klein schneiden, dabei die Mango entkernen.
2. Zusammen mit der Buttermilch und dem Zitronensaft im Mixer pürieren und mit Zimt & Agavendicksaft abschmecken.

Reinsaft

Dieser Durstlöscher ist leicht, erfrischend und einfach zu trinken. Eine Ogenmelone wäre eine köstliche Wahl, aber jede Melone mit grünem Fleisch ist ausreichend.

Zutaten (1 Portion)
⅓ Gurke
240g Honig- oder Ogenmelonen, geschält und in Würfel geschnitten
1 Selleriestange, geschnitten
6 frische Minzblätter

Wie wird's gemacht?
Alle Zutaten in einen Entsafter geben. In ein Glas geben und sofort servieren.

Heidelbeer-Smoothie

Zutaten

60 g	Heidelbeeren
60 g	Naturjoghurt
210 g	Buttermilch
1	Banane
1 Spritzer	Zitronensaft
etwas	Zucker oder Agavendicksaft

Arbeitszeit: ca. 11 Min.
Zubereitungszeit: ca. 6 Min.
Schwierigkeitsgrad: simpel
Kalorien p. P.: keine Angabe

Zubereitung
Die Bananen schälen und klein zerschneiden, die Heidelbeeren gründlich waschen. Alle Zutaten einige Minuten mixen.

Herbst Mandarinen Mandel Smoothie

Zutaten für 1 Person (435 kcal)

- 4 Mandarinen (geschält)
- 1 reife Banane (geschält)
- 75 g Blattspinat
- 1 EL Mandelmus
- 1 TL gemahlene Vanille
- 1/2 TL Kardamom
- 250 ml Wasser

Alle aufgelisteten Zutaten in den Mixer oder Smoothie Maker geben und zu einem cremigen Saft mixen. Nachdem mixen, wenn möglich sofort genießen.

Petersilie Mango Smoothie

Zutaten für 1 Person (255 kcal)

- 100 ml Wasser
- 3 getrocknete Datteln
- 1 Orange
- 1/2 Mango
- 1/2 Bund Petersilie

Alle aufgelisteten Zutaten in den Mixer oder Smoothie Maker geben und zu einem cremigen Saft mixen. Nach dem Mixen wenn möglich sofort genießen.

Detox Apfel Smoothie

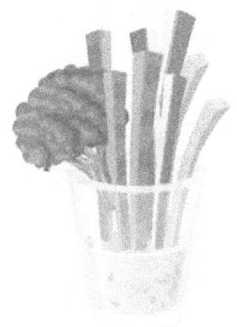

Zubereitungszeit	5 Minuten
Geeignet für	2 Portionen

Zutaten:
- 2 Äpfel
- 3 Karotten
- 225 ml Orangensaft
- 80 ml Wasser
- 1 cm Ingwer
- 1 Prise Cayennepfeffer
- 1 TL Zimt

Zubereitung:
1. Äpfel waschen und in Stücke schneiden.
2. Die Karotten schälen und mit den restlichen Zutaten im Mixer pürieren.

Zitrussegen

Hier ist eine einfache und klassische Kombination mit einem zitrusartigen Hauch.

Zutaten (1 Portion)
1 Orange, geschält
3 Clementinen, geschält
1 Zitrone, geschält

Wie wird's gemacht?
Alle Zutaten in einen Entsafter geben. In ein Glas geben und sofort servieren. Du kannst für dieses Rezept auch eine Zitruspresse verwenden.

Zitronen-Apfel-Smoothie

Zutaten

2	**Äpfel, grün**
1,5	Zitronen
1	Banane
160 ml	Wasser

Arbeitszeit: ca. 11 Min.
Zubereitungszeit: ca. 6 Min.
Schwierigkeitsgrad: simpel
Kalorien p. P.: keine Angabe
Zubereitung
Obst abschälen, in große Stücke zerschneiden, dann mit Wasser pürieren.

Pflaumen Apfel Zimt Smoothie

Zutaten für 1 Person (335 kcal)

- 1 Apfel (entkernt)
- 2 Pflaumen oder Zwetschgen (entsteint)
- 0/5 Banane (geschält) (frisch oder gefroren)
- 300 ml Mandelmilch (ungesüßt)
- 1 Datteln (entsteint)
- 2 TL Chiasamen
- 1 Vanilleschote oder 1 TL Vanilleextrakt oder 1 TL (Bourbon) Vanille Aroma
- 1 TL Zimt (gemahlen)
- ¼ TL Muskatnuss (gemahlen)

Alle aufgelisteten Zutaten in den Mixer oder Smoothie Maker geben und zu einem cremigen Saft mixen. Nachdem mixen, wenn möglich sofort genießen.

Feldsalat Zucchini Smoothie

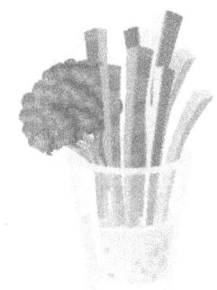

Zubereitungszeit	10 Minuten
Geeignet für	2 Portionen

Zutaten:
- 120 g Feldsalat
- ½ Zucchini
- 1 Banane
- 4 Orangen
- ½ Zitrone
- 150 ml Wasser
- 0,5 cm Ingwer
- 1 EL Honig

Zubereitung:
1. Das Gemüse ordentlich waschen.
2. Orangen und Zitrone auspressen, Banane schälen.

3. Alles zusammen im Mixer fein pürieren.

Erdbeer- und Nektarinenbrause

Die Zugabe von Tafelwasser zu frischem Saft lässt eine kleine Menge Obst noch erfrischender werden. Dieses Rezept eignet sich gut anstelle von Champagner für diejenigen, die keinen Alkohol trinken wollen, aber etwas zu feiern haben.

Zutaten (1 Portion)
240g Erdbeeren, entstielt
2 Nektarinen, halbiert und entkernt
60ml Tafelwasser

Wie wird's gemacht?
Das Obst in einen Entsafter geben. In ein Glas gießen und mit dem Tafelwasser auffüllen.

Erdbeer-Bananen-Smoothie mit Joghurt und Haferflocken

Zutaten
- **110 g** Erdbeeren
- **1,5** Bananen
- **2,5 EL** Haferflocken
- **210 g** Naturjoghurt
- **60 ml** Milch
- **1,5 TL** Honig

Arbeitszeit: ca. 6 Min.
Zubereitungszeit: ca. 6 Min.
Schwierigkeitsgrad: simpel
Kalorien p. P.: keine Angabe

Zubereitung
Banane abschälen, dann kleinschneiden. Erdbeeren und Bananenstücke pürieren. Haferflocken, Naturjoghurt und Milch zugeben. Dann den Honig untermischen, pürieren.

Grünkohl Bananen Birnen Smoothie

Zutaten für 1 Person (150 kcal)

- 1 Birnen (entkernt)
- 1 reife Banane (geschält)
- 1 Hand voll geschnittenen Grünkohl
- 1 Esslöffel Ahornsirup oder Honig
- 0/5 Esslöffel frischer Ingwer

Alle aufgelisteten Zutaten in den Mixer oder Smoothie Maker geben und zu einem cremigen Saft mixen. Nachdem mixen, wenn möglich sofort genießen.

Trauben Smoothie

Zutaten für 1 Person (354 kcal)

- 450 ml Wasser
- 1 handvoll Giersch
- 1 handvoll Spitzwegerich
- 300 g Trauben
- 1 Banane (geschält)

Alle Zutaten in den Mixer oder Smoothie Maker geben und zu einem cremigen Saft mixen. Nach dem Mixen wenn möglich sofort genießen.

Rote Beete Apfel Smoothie

Zubereitungszeit	10 Minuten
Geeignet für	2 Portionen

Zutaten:
- 500 g Rote Beete, geschält
- 3 Tomaten
- 1 Apfel
- 1 Prise Chili
- 1 Spritzer Zitronensaft
- 50 ml Wasser

Zubereitung:
1. Gemüse und Apfel klein schneiden und anschließend mit den restlichen Zutaten im Mixer pürieren.

Schoko- und Orangen-Milchshake

Eine köstliche Variante des Standard-Schokoladenshakes.

Zutaten (1 Portion)
Saft einer kleinen Orange
Geriebene Schale einer ½ Orange
300ml Schokoeiscreme
2 Esslöffel Milch
3 Esslöffel Speisestärke

Wie wird's gemacht?
Alle Zutaten in einen Mixer geben und 1 Minute lang mischen. In ein Glas geben und sofort servieren.

Kürbis Kaki Smoothie

Zutaten für 1 Person (234 kcal)

- 200 ml Mandelmilch
- 3 EL Kürbismus
- 1 reife Kaki (geschält)
- ¼ TL Zimt
- 1 Handvoll Spinat
- 1 EL frischer Ingwer

Alle aufgelisteten Zutaten in den Mixer oder Smoothie Maker geben und zu einem cremigen Saft mixen. Nachdem mixen, wenn möglich sofort genießen.

Pflaumen Apfel Zimt Smoothie

Zutaten für 1 Person (335 kcal)

- 1 Apfel (entkernt)
- 2 Pflaumen oder Zwetschgen (entsteint)
- 0/5 Banane (geschält) (frisch oder gefroren)
- 300 ml Mandelmilch (ungesüßt)
- 1 Datteln (entsteint)
- 2 TL Chiasamen
- 1 Vanilleschote oder 1 TL Vanilleextrakt oder 1 TL (Bourbon) Vanille Aroma
- 1 TL Zimt (gemahlen)
- ¼ TL Muskatnuss (gemahlen)

Alle Zutaten in den Mixer oder Smoothie Maker geben und dann zu einem cremigen Saft mixen. Nach dem Mixen wenn möglich sofort genießen.

Himbeeren Kokos Shake

Zubereitungszeit	5 Minuten
Geeignet für	2 Portionen

Zutaten:
- 140 g Himbeeren, gefroren
- 350 ml Mandelmilch
- 1 TL Mandeln, gemahlen
- 1 EL Kokosflocken
- 1/2 TL Zimt

Zubereitung:
1. Die Himbeeren zuerst pürieren.
2. Alle Zutaten in den Mixer geben, vermengen und schaumig durchmixen.

Mocca Frosty

Kaffee und Schokolade – immer eine beliebte Kombination – sind besonders gut in diesem erfrischenden und vollmundigen Shake

Zutaten (1 Portion)
1 Teelöffel Instantkaffee, gelöst in 1 Teelöffel kochendem Wasser
240ml Schokoeiscreme
3 Esslöffel Milch

Wie wird's gemacht?
Alle Zutaten in einen Mixer geben und 1 Minute lang mischen. In ein Glas geben und sofort servieren.

Lebkuchen Smoothie Traum

Zutaten für 1 Person (617 kcal)

- 1 Becher gekochte schwarze Bohnen
- 1 Banane (geschält)
- 1 Esslöffel frischer Ingwer
- ¼ Becher Joghurt
- 500ml ungesüßte Sojamilch
- ½ Teelöffel Vanilleextrakt
- 1 Teelöffel Leinsamen
- ½ Teelöffel Zimt
- 1 Teelöffel Lebkuchengewürz
- 1 Esslöffel Haferflocken

Alle aufgelisteten Zutaten in den Mixer oder Smoothie Maker tun und zu einem cremigen Saft mixen. Nach dem Mixen möglichst sofort genießen.

Mango-, Mandarinen- und Kokos-Smoothie

Ein süßes und cremiges Getränk, das die Aromen Südostasiens einfängt.

Zutaten (1 Portion)
1 Mango, geschält und entsteint, geschält
1 Mandarine, geschält und entkernt
300ml Kokosnuss-Eiscreme
120ml Kokosmilch

Wie wird's gemacht?
Alle Zutaten in einen Mixer geben und 1 Minute lang mischen. In ein Glas geben und sofort servieren.

www.ingramcontent.com/pod-product-compliance
Lightning Source LLC
Chambersburg PA
CBHW071450070526
44578CB00001B/297